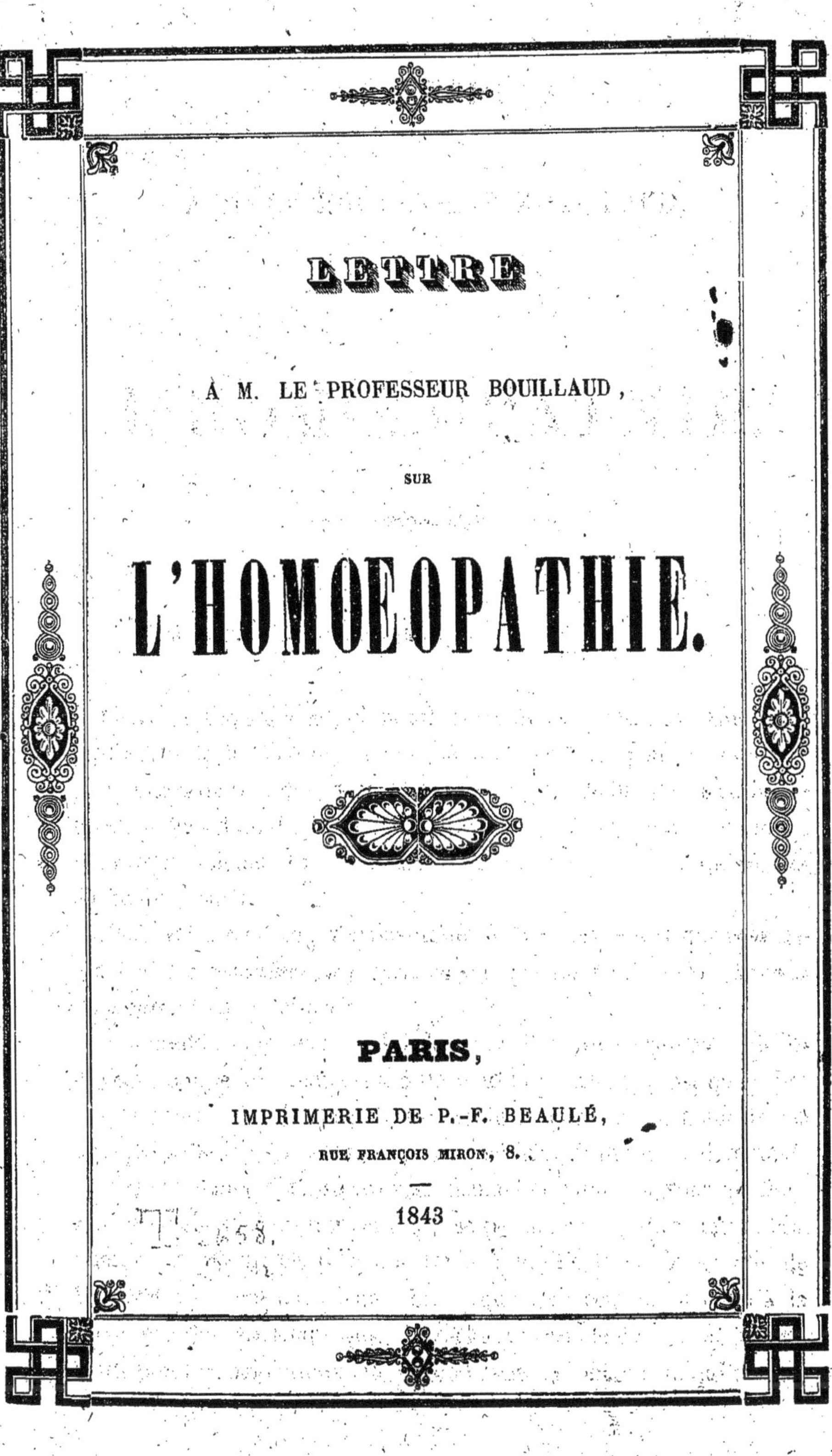

LETTRE

À M. LE PROFESSEUR BOUILLAUD,

SUR

L'HOMOEOPATHIE.

PARIS,

IMPRIMERIE DE P.-F. BEAULÉ,

RUE FRANÇOIS MIRON, 8.

1843

LETTRE

A M. LE PROFESSEUR BOUILLAUD,

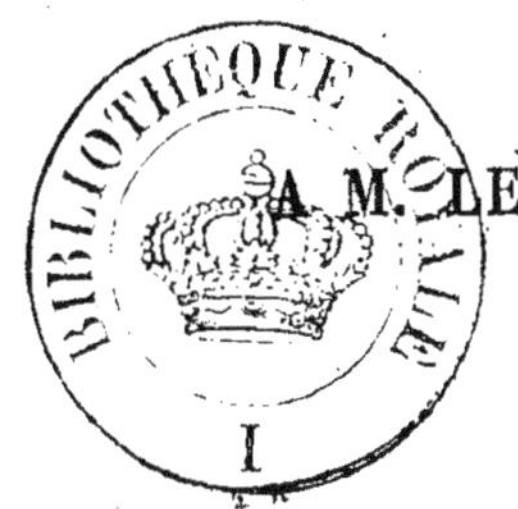

SUR

L'HOMOEOPATHIE.

Le 10 du mois d'avril, de nombreux élèves se pressaient dans l'amphithéâtre de la Charité, et lorsque vous parûtes, pour commencer votre Cours de Clinique, vous fûtes accueilli par de bruyantes acclamations, suivies d'un discours, prononcé par l'un d'eux au nom de tous, pour vous féliciter du triple triomphe que vous avez remporté aux élections dernières.

Dans votre réponse, vous assurâtes à MM. les élèves que *vous seriez toujours le partisan du progrès en politique comme vous avez été celui du progrès dans les sciences.*

Je regrette, monsieur, qu'un homme de votre mérite ait, sur-le-champ, donné un démenti à cette double assertion, ainsi que je me crois en mesure et que je vais essayer de le prouver. Je n'aurais pas manqué de le faire plus tôt, si j'eusse été instruit moins tardivement.

Permettez-moi d'abord de vous demander comment vous qualifieriez la conduite d'un médecin qui se permettrait de dire devant une nombreuse assemblée qu'il est étonné que l'Ecole et l'Académie de Médecine reçoivent dans leur sein, et que les électeurs envoient à la Chambre, des charlatans qui professent la nécessité de saigner jusqu'à extinction les malheureux atteints de la fièvre typhoïde, et qui ajouterait que la doctrine de ces hommes est tellement absurde qu'ils ne peuvent y croire?

Si l'on ne m'a pas trompé sur votre caractère, je vois d'ici votre violente, mais trop juste indignation, j'entends les épithètes dont vous honorez cet audacieux confrère.

Eh bien! monsieur, le jour précité, vous avez dit à vos auditeurs que vous ne conceviez pas qu'au dix-neuvième siècle, qu'en 1843, les hommes fussent assez simples pour enrichir un si grand nombre de charlatans; vous avez paru émerveillé de ce qu'un médecin *honorable* ne peut aller dans une maison sans avoir à y combattre l'homœopathie et le magnétisme. Vous avez ajouté que les homœopathes ne peuvent croire à leur doctrine.

Cette sortie, chacun en conviendra, n'est pas trop parlementaire, et si vous n'avez pas de meilleures raisons à opposer à vos adversaires de la Chambre des Députés, je crains que vos électeurs ne vous trouvent pas très-progressif.

L'Ecole de Médecine, dans sa dernière séance solennelle, avait déjà, par l'organe de M. Trousseau, parlé de l'homœopathie d'une manière aussi..... légère, et la Société de Médecine homœopatique a répondu à l'École en discutant les deux doctrines avec la modération et la convenance qui devraient toujours se rencontrer dans les paroles et les écrits d'hommes qui ont entre leurs mains la vie de leurs semblables. Il fallait donc, monsieur, si vous croyez l'homœopathie mauvaise, vous armer de votre plume éloquente, répondre à cet écrit, et foudroyer, non par des injures, qui ne sont jamais des raisons, mais par une discussion scientifique, cette..... gênante doctrine. Il fallait prouver que vous en avez une qui peut soutenir l'examen, ce qui eut prouvé, en même temps, que la nôtre est insensée; car, à coup sûr, il ne peut y avoir deux bonnes doctrines médicales. Il fallait enfin consentir à établir, entre vous et nous, une polémique qui ne peut effrayer ceux qui combattent pour la vérité. Vous eussiez pu, par ce moyen, faire croire à votre amour pour le progrès, tandis que vos injures ne prouvent pas autre chose que le dépit que vous cause la rapidité toujours croissante avec laquelle se répand dans toutes les classes de la société la confiance pour l'homœopathie; ce qui résulte évidemment de ces paroles, que vous regrettez peut-être d'avoir laissé échapper : « Un médecin *hono-*

rable ne peut aller dans une maison sans avoir à y combattre l'homœopathie et le magnétisme. »

Permettez-moi de vous faire observer, en passant, qu'il n'y a de commun entre ces deux choses que la réalité de l'une et de l'autre, et l'acharnement avec lequel elles ont été repoussées par vous et vos honorables collègues de l'Académie. Si, par votre faute, le magnétisme, cet agent si puissant et si dangereux — si dangereux! entendez-vous bien, monsieur Bouillaud? — si, par votre faute, le magnétisme est tombé presque exclusivement dans le domaine du charlatanisme, l'homœopathie peut se vanter d'être exercée, *presque exclusivement*, par des hommes aussi honorables que MM. les allopathes.

Fouettez donc sans pitié ces êtres dégradés qui ne rougissent pas de prêter leurs signatures aux prétendues somnambules qui fourmillent dans Paris; apposez le sceau de l'infamie sur le front de ces hommes, non moins indignes de leurs titres, qui remplissent les journaux de leurs prétendues découvertes, de leurs secrets merveilleux, et s'enrichissent aux dépens de nombreuses dupes qui affluent chez eux, des nombreuses victimes qu'ils font chaque jour. Vous aurez bien mérité de l'humanité.

Mais quand des confrères vous disent : « Un homme de génie, qui a
» employé sa longue carrière à faire le bien, a publié, il y a plus d'un
» demi-siècle, une doctrine au moyen de laquelle on guérit, dans plus
» ou moins de temps, la plus grande partie des innombrables maladies
» chroniques, incurables pour vous, et, souvent en peu d'heures, les ma-
» ladies aiguës, mêmes les plus graves, même celles qui, entre vos mains,
» sont le plus souvent mortelles. Ces résultats ont lieu par des moyens qui
» jamais ne compromettent le présent ni l'avenir du malade. Ces moyens
» ne sont pas secrets, nous ne les exploitons pas à notre profit exclusif;
» nous appelons, au contraire, tous les médecins à en faire l'applica-
» tion après une étude suffisante. Voilà nos livres, étudiez notre doc-
» trine; étudiez-la, nous vous en conjurons au nom de l'humanité, et
» vous en obtiendrez comme nous des résultats qui vous forceront de
» bénir le nom de Hahnemann. » Monsieur, quand des confrères vous parlent ainsi, vous manquez à vos devoirs, vous manquez de jugement, vous vous dépouillez de toute dignité en leur jetant à la face l'épithète de charlatans. Pour juger une doctrine, il faut la connaître, et vous ne

connaissez pas la nôtre. Vous ne la rejetez que parce que nous employons les médicamens à des doses si minimes, qu'ils ne peuvent,
suivant vous, avoir aucune action sur l'organisme, et vous oubliez que
vos livres fourmillent de faits qui attestent la faculté qu'a l'organisme
d'être modifié par des doses infiniment petites ; vous oubliez qu'un de
vos confrères, dans une de ses leçons de clinique, à l'Hôtel-Dieu, s'ex-
tasiait devant ses élèves, il y a douze à quinze mois, sur les effets de
l'eau mercurielle, qui ne contient pourtant que des doses infinitési-
males de mercure. Vous oubliez que, tout récemment, le professeur
Piorry, dans un Mémoire lu à l'Académie des Sciences, a constaté que
trois grammes de sulfate de quinine n'ont pas plus d'action que cin-
quante centigrammes de bi-sulfate, c'est-à-dire la troisième partie du
même médicament rendu soluble, et, par conséquent, plus propre à
pénétrer l'organisme. Vous oubliez bien des choses, monsieur, vous
oubliez même que la colère n'est bonne à rien, et que la vôtre n'est
excitée que par les nombreuses et belles cures qu'opère chaque jour
l'homœopathie, ce que vous prenez soin de constater vous-même, en
déplorant la nécessité où vous êtes d'avoir à la combattre dans chaque
maison où vous allez.

Vous demandez depuis long-temps que des expériences comparatives
sur les fièvres typhoïdes soient faites entre vous et vos confrères ; en
cas que vous l'obteniez, nous demandons que l'homœopathie soit ad-
mise au concours, et si, toutes choses égales d'ailleurs, nous ne guéris-
sons pas un beaucoup plus grand nombre de malades que vous, nous
consentirons à ce que cette découverte soit considérée comme une chi-
mère, et nous accepterons, le front bas, les épithètes dont il vous plaît
de nous gratifier.

En attendant, permettez-moi de vous faire connaître un petit nombre
de faits qui me sont propres, avec les noms et adresses des sujets, sauf
une seule exception. Les bornes que je me suis prescrites ne me per-
mettant pas d'entrer dans de longs développemens, je me contenterai le
plus souvent d'exposer brièvement l'état du malade, et de faire connaître combien de temps il a fallu pour le guérir.

PREMIÈRE OBSERVATION.

Mme M., accouchée, le 18 octobre 1841, après un travail long et pénible, se trouvait parfaitement bien, lorsque, le 20 au soir, s'étant levée pour faire faire son lit, elle fut prise subitement de douleurs semblables à celles qu'elle avait éprouvées pendant le travail de l'enfantement, et tellement intenses qu'elle jetait des cris non moins forts qu'avant sa délivrance.

Deux cuillerées d'un verre d'eau dans lequel on avait fait dissoudre deux globules de la 14e dilution d'Arnica firent disparaître ses douleurs au bout de quelques minutes.

Je choisis Arnica (Panacea lapsorum), parce Mme M. étant accouchée d'un enfant très-volumineux, et après de longues et violentes contractions utérines, les parties souffrantes avaient éprouvé de forts tiraillemens. Le succès a légitimé le choix du moyen.

La journée du 21 se passa fort bien, mais le 22, sur les 10 heures du matin, je fus averti que Mme M. éprouvait les mêmes douleurs, et demandait avec instance du soulagement. Ne pouvant me rendre de suite auprès d'elle, je lui envoyai le même médicament, et lui fis dire que j'irai la voir à midi. A l'heure indiquée, j'entrais en effet dans sa chambre à coucher, où je la trouvai assise dans un fauteuil à la Voltaire, causant et riant avec une amie, à laquelle elle racontait avec quelle rapidité ses douleurs avaient été enlevées. Quelques minutes avaient encore suffi pour les faire disparaître.

Voici à quelle occasion elles avaient reparu :

Mme M. rêvait qu'elle était assise sur une grande route, dans les douleurs de l'enfantement, et qu'elle voyait une voiture se dirigeant sur elle au grand galop des chevaux, sans qu'il lui fut possible d'échapper au danger. Elle s'éveilla en jetant de grands cris, et prise de douleurs qui, légères d'abord, augmentèrent d'intensité *jusqu'au moment où elle prit Arnica.*

La convalescence fut rapide.

2.

Le petit Garance, 22 mois, rue Serpente, 14. Engorgemens glandulaires au cou. Ophtalmie purulente tellement intense qu'il m'est impossible d'écarter les paupières pour voir le globe de l'œil, l'enfant jetant de grands cris et se débattant beaucoup dès qu'on y essaie. Les deux yeux sont dans le même état.

Le 18 octobre 1841, *Sulphur* $\frac{o}{30}$. — Le 8, le petit malade ouvre très-bien les deux yeux, qui ne présentent presque aucune trace d'inflammation. Taie sur les deux yeux, recouvrant presque la totalité de la cornée transparente. *Saccharum lactis.* — Le 15, les yeux n'offrent aucune trace d'inflammation. *Sacch. l.* — Le 22, même état. *Calcarcea carbonica.* — Le 29, les taies diminuent. *Sacch. l.* — Le 12 novembre, diminution très-sensible des taies. *Calc. c.* $\frac{o}{15}$. — Le 3 décembre, la taie de l'œil droit est entièrement disparue; celle de l'œil gauche est très-petite. L'enfant tousse beaucoup depuis quelques jours. *Belladonna* $\frac{o}{10}$. — Le 10, le petit malade tousse toujours et vomit. *Nux v.* $\frac{o}{10}$. — Le 17, tous les accidens ont cessé, les deux cornées sont parfaitement transparentes.

3.

La jeune Sellier, 11 ans 1/2, rue Mouffetard, 273. Elle a eu, à la tête, de la gourme qui n'est disparue que depuis deux ans.

Depuis six mois, maux de tête et étourdissemens fréquens, malaise général, inappétence, digestion très-difficile, renvois amers, grande sensibilité au creux de l'estomac, haleine fétide, douleur au sein gauche, suite d'un coup qu'elle reçut il y a deux mois.

Une dose d'*Arnica* $\frac{oo}{10}$, que je lui ordonne le 15 octobre 1841, fait disparaître tous ces symptômes.

Le 10 décembre suivant, cette jeune fille m'est ramenée par sa mère. Elle éprouve encore, depuis quelques jours, les symptômes suivans : estomac douloureux au toucher; inappétence, douleur à la région hypogastrique, en urinant.

Ayant égard à l'existence de la psore, je lui administre une dose de soufre $\frac{o}{12}$ qui complète la guérison.

4.

Mlle Dufour, 30 ans, rue de Vaugirard, 36, a eu beaucoup de
gourme jusqu'à l'âge de 14 ans. Quatre ans plus tard, elle fut prise
d'une fièvre qui a été presque continue pendant trois ans, avec grande
faiblesse, inappétence, vertiges et évanouissemens au moindre mouvement.

Depuis ce temps : Toux sèche, fréquente ; douleur lancinante à la région du pylore ; grande sensibilité de toute le région épigastrique au
toucher, digestions très-difficiles, vertiges qui deviennent plus forts au
printemps, et que l'on fait cesser momentanément au moyen d'une saignée ; fréquentes palpitations de cœur, leucorrhée.

Le 30 octobre 1841, la malade s'adresse à moi, et, dans l'espace de
six semaines, elle se trouve délivrée d'une maladie prétendue incurable,
et qui durait depuis environ douze ans.

5.

M. Bourdont, ancien marin, et actuellement argenteur sur métaux,
boulevart Beaumarchais, 79, avait, depuis trente et quelques années,
des ulcères aux jambes, par suites de blessures reçues à bord d'un bâ-
timent de guerre sur lequel il servait. Ces ulcères, que l'on ne parvenait
à faire cicatriser que par un repos absolu de cinq à six mois, se rou-
vraient constamment, et lorsque je fus appelé, le 17 octobre dernier, il
en existait un de 8 à 10 centimètres sur 6, à la partie inférieure et interne de la jambe droite. Des douleurs lancinantes se faisaient ressentir
dans l'ulcère, ainsi qu'au pourtour, et surtout au pied. Ces parties of-
fraient, chaque soir, un gonflement considérable. La cuisse et la jambe
gauches, considérablement amaigries, étaient, depuis deux ans, le siège
d'une douleur qui suivait le trajet du nerf sciatique. Les articulations
du genou et du pied étaient très-faibles, et cette dernière surtout l'était
à tel point que le malade ne pouvait faire quelques pas sans que le pied
se renversât sur la jambe.

Le lendemain de ma première visite, il n'y avait presque plus de
douleurs. Au bout de dix jours l'ulcère était cicatrisé, et, après un traitement de trois mois, le membre gauche avait à peu près le volume
du droit, et M. Bourdont, qui n'avait pas cessé un instant de vaquer à

ses travaux, faisait, avec la plus grande facilité, de fort longues courses.

. *Sulphur*, *Silicea* et *Lycopodium* sont les médicamens qui ont produit cette cure, qui ne s'est pas démentie *jusqu'à ce jour*.

6.

A ma seconde visite, le 22 octobre, M. Bourdont, enchanté de l'état dans lequel il se trouvait déjà, engagea son épouse à me consulter.

Mme Bourdont, âgée actuellement d'environ 45 ans, avait été traitée comme phthisique. Elle ne se ressentait plus, depuis long-temps, de cette maladie supposée, lorsque, en 1827, ayant la face très-rouge, elle fut saignée, dit-elle, *par précaution*, pendant l'écoulement des menstrues, qui furent supprimées.

Depuis ce temps, et malgré le rétablissement du flux mensuel : picotement au larynx, toux sèche, battemens violens à la région du cœur et à l'épigastre, suffocations fréquentes, digestions très-difficiles, vomissemens de beaucoup de glaires qui suffoquent la malade et l'obligent, plusieurs fois chaque nuit, à se mettre sur son séant pour en rendre en abondance. *Sulphur* $\frac{\circ\,\circ\,\circ}{1\,1\,1}$.

Le 28, il y avait une amélioration très-grande.

Le 4 novembre, il ne restait plus, de tous ces symptômes, que de très-faibles palpitations de cœur, et la malade, qui ne se plaignait que *d'avoir trop bon appétit*, se trouvait tellement bien, qu'elle voulut cesser son traitement.

Néanmoins, les règles se trouvant en retard le 4 novembre, elle prit *Pulsatilla*, qui les rétablit le 30. *Chamonilla*, administrée le 7 décembre, puis *Pulsatilla*, répétée le 11 janvier, achevèrent la cure.

7.

A ma troisième visite, le 28 octobre, M. Bourdont, déjà enthousiaste de l'homœopathie, à laquelle il avait long-temps refusé d'avoir recours, me pria de vouloir bien aussi donner des soins à sa demoiselle.

Cette jeune personne était depuis cinq ans dans l'état suivant : Toux sèche fréquente, angine tonsillaire passant souvent à l'état aigu, et combattue alors par les émissions sanguines et tous les moyens connus de l'ancienne médecine; amygdales très-saillantes et rouges, ainsi que les parties environnantes, digestions laborieuses, pyrosis, nombreux boutons blancs sur toute la face ; point douloureux dans l'hypocondre droit, disparaissant quelquefois par le changement de position, et existant depuis un grand nombre d'années. *Belladonna* $\frac{000}{11}$.

Le 30, le mal de gorge est disparu entièrement.

Le 5 novembre, il n'y a plus de toux, les digestions se font très-bien, il ne reste plus que quelques boutons à la figure ; le point de côté est considérablement diminué.

Le 11, santé parfaite, seulement deux ou trois boutons à la figure. *Sulphur*, comme anti-psorique.

Le 28, Mlle Bourdont, après avoir passé la soirée dans une pièce très-chaude, resta long-temps sur le boulevart, peu couverte, tête nue, exposée à un brouillard très-froid. Le lendemain, vers le milieu du jour, elle ressentit à la gorge une douleur à laquelle elle fit d'abord peu d'attention, mais qui ne tarda pas à augmenter d'intensité et à s'accompagner de fièvre. Je la vis sur les dix heures du soir. Il y avait alors douleur de tête, grande vitesse du pouls, rougeur de la face, déglutition très-douloureuse, rougeur intense de la gorge, avec tuméfaction légère des amygdales.

A 11 heures, elle prit une dose de Belledonne, et à minuit, ne ressentant plus ni fièvre, ni mal de gorge, elle s'endormit. Le lendemain elle se portait bien.

8.

Mlle Arago, 14 ans, rue de Reuilly, 8, à Bercy, sujette aux inflammations intestinales, a eu beaucoup de gourme dans son enfance, a toujours été tourmentée, depuis qu'elle existe, d'une toux sèche fréquente, surtout la nuit, et présente en outre les symptômes suivans : étourdissemens, vertiges qui souvent ne lui permettent pas de se tenir debout, à des intervalles inégaux, mais souvent très-courts ; violentes douleurs aux tempes, accompagnées de vomissemens ; constipation habituelle, tristesse, mauvaise humeur.

Le 24 octobre 1842, la jeune malade prend une cuillerée d'un verre d'eau dans lequel on avait fait fondre Sulphur $\frac{00}{11}$. Le lendemain, quelques minutes après avoir pris la seconde cuillerée, des vomissemens violens ont lieu, mais n'ont pas de durée. Instruit de cet incident, je fais cesser l'emploi du médicament, et depuis lors tous les symptômes ont disparu pour faire place à une parfaite santé. Quelques jours après, la jeune personne faisait elle-même remarquer à sa mère le changement survenu dans son humeur et son caractère.

9.

Mlle Sophie Repichon, rue Chanoinesse, 6, s'était donné, en 1828 ou 1829, une entorse au pied droit, à la suite de laquelle un an s'écoula sans qu'elle put presque marcher. Depuis cette époque, l'articulation ayant conservé beaucoup de faiblesse et une grande sensibilité, les accidens se sont plusieurs fois renouvelés, et ont, chaque fois, forcé la malade de garder le lit pendant plusieurs semaines. Enfin une nouvelle entorse ayant eu lieu dans les premiers jours d'octobre 1842, et la malade étant abandonnée par l'ancienne médecine, qui n'avait pu parvenir à la soulager, s'adresse à moi le 19 décembre dernier. Je constate l'état suivant : gonflement énorme de l'articulation, dans laquelle la malade dit ressentir des douleurs déchirantes et parfois lancinantes; tuméfaction considérable à la malléole externe; peau rouge, tendue, luisante, forte déviation du pied sur la jambe, en dedans; fluctuation sensible; le gonflement s'étend à tout le pied et à la moitié de la jambe. Cette dernière offre plusieurs points rouges et indurés.

Au bout de cinq à six jours, il ne restait que très-peu de gonflement à l'articulation, et une douleur fort légère à la malléole externe, seulement quand la malade marchait, et après un traitement de moins de quatre mois, Mlle Repichon qui n'avait, avant de s'adresser à l'homœopathie, que la perspective de l'amputation, est partie pour la campagne, ne conservant de cette affection grave, que des petits points rouges et très-légèrement indurés, vers le tiers inférieur de la jambe.

10.

Le 15 février dernier, M. Killian, tailleur, passage Vendôme, vint me prier instamment d'aller voir son fils, âgé de cinq ans, atteint, depuis huit jours, me dit-il, d'une fièvre cérébrale, et abandonné de ses médecins.

Arrivé près du jeune malade, je le trouve dans l'état suivant : Decubitus sur le dos, face très-rouge et brûlante, ainsi que la tête, pupilles très-dilatées, langue sèche et rouge, carphologie, pouls très-agité.

Trente-six heures après ma première visite, l'enfant était complètement hors de danger, et en pleine convalescence le 18.

Aconitum, Belladonna et *Nux v.* ont été successivement employés.

Depuis ce moment, le jeune Killian, qui depuis environ six ans, n'avait pu passer quinze jours sans garder le lit, jouit de la santé la plus florissante.

N. B. L'un des médecins qui avaient donné des soins à cet enfant, a dit depuis à la mère : « Cette guérison est fort surprenante, il est » vrai, car, à ma dernière visite, j'ai dû croire à une mort prochaine; » mais celui qui a guéri votre fils est un imprudent ! » Risum teneatis!! Messieurs, si vous croyez véritablement que nos petites doses ne peuvent avoir aucune action, ne dites donc pas que nous empoisonnons nos malades, car si cette manœuvre peut avoir de l'influence sur le public ignorant, les personnes éclairées, qui savent bien que nous employons les mêmes substances que vous, pourraient vous accuser de faire pis que manquer de logique.

11.

Le 16 mars dernier, le docteur ***, totalement étranger à l'homœopathie, mais émerveillé, dit-il, des résultats qu'elle obtient, me prie d'aller avec lui voir Mlle Lanier, 11 ans, rue Saint-Antoine, 170, laquelle est depuis huit jours traitée par lui d'une maladie qu'il appelle fièvre cérébrale, et actuellement dans un état désespéré, malgré le traitement le plus actif.

Craignant de compromettre l'homœopathie, je refuse d'abord; confiant dans la loyauté de mon confrère qui n'eut pas permis que l'on me rendit responsable de l'événement prévu par lui, s'il avait lieu, je me rendis à ses instances, et nous arrivâmes sur les dix heures et demie auprès de la malade, que nous trouvâmes dans l'état suivant :

Face rouge, front brûlant, coma; quelques gémissemens à de longs intervalles. — Lorsqu'on la secoue et qu'on lui parle très-fort, les yeux s'ouvrent et se referment immédiatement ; bouche sèche, langue légèrement saburrale et rouge au pourtour ; lèvres et dents sèches et brunes, toux fréquente, mucosités bronchiques, qui ne peuvent être expulsées ; selles liquides, fréquentes et involontaires ; pouls plein, dur, offrant de 125 à 130 pulsations à la minute.

La diarrhée et la toux existaient depuis fort long-temps.

Le lendemain, le docteur *** déclara spontanément que *nous avions déjà gagné vingt-cinq pour cent.* Le 20, j'ordonne un bouillon ; le 23, un potage, et la convalescence marche avec une telle rapidité que je fais ma dernière visite le 26 !

Citer la conduite du docteur *** dans cette circonstance est assez faire son éloge ; je m'abstiendrai donc de toutes réflexions à ce sujet, me bornant à engager les autres médecins à en faire eux-mêmes.

12.

M. Lanier, père de la précédente, en traitement lui-même depuis sept jours pour un asthme suffocant contre lequel les émissions sanguines et les prétendus anti-spasmodiques de toutes sortes avaient été vainement employés, me supplie, le 23 mars, *de lui sauver la vie, après l'avoir sauvée à sa fille.* Trois jours après, il était guéri.

13.

M. Fourcade, sergent-de-ville, 39 ans, rue du Fouarre, 5, avait, depuis son enfance, des hémorroïdes qui fluaient abondamment. Les tumeurs furent excisées il y a trois ans, et, depuis ce temps, il n'a cessé d'être tourmenté par des rhumatismes articulaires et musculaires, malgré les divers traitemens auxquels il s'est soumis. Le 15 mars dernier, il se présente à ma consultation, marchant très-péniblement au moyen de deux béquilles, et présentant les symptômes suivans : Douleurs violentes aux deux genoux, avec gonflement de ces articulations ; douleurs moins vives entre les 4e et 5e metacarpiens gauches, à l'articulation tibio-tarsienne du même côté et à la face interne du bras droit. Constipation opiniâtre. *Sulphur* $\frac{oo}{6}$.

Trois ou quatre jours après, M. Fourcade était complètement délivré de ses douleurs ainsi que de sa constipation, et disait aux personnes qui me l'avaient adressé qu'il croyait faire un rêve et craignait beaucoup de s'éveiller.

14.

Le 21 mars dernier, rentré chez moi à 10 heures du soir, j'apprends que le nommé Leneveu, rue des Gravilliers, 10, est venu trois fois me demander pour aller voir son fils, âgé de 7 ans, qui, dit-on, est atteint du croup depuis une ou deux heures du matin.

Je me rends aussitôt auprès de cet enfant, que je trouve dans l'état suivant : Toux rauque, sèche et brève; respiration courte, accélérée et imitant le bruit d'une scie; peau brûlante et sèche, face rouge, pouls à 125 pulsations; assoupissement. *Aconitum* $\frac{00}{11}$ dans un verre d'eau, à prendre par cuillerée à café de trois en trois quarts d'heure.

A 11 heures 3/4, le père vint chez moi, ainsi que nous en étions convenus, et me dit que l'enfant était assis sur son lit, n'offrant aucun symptôme de maladie, et jouant avec un autre enfant.

Le lendemain, entre 7 et 8 heures du matin, j'allai voir mon petit malade, que je trouvai debout, fort pétulant, et demandant avec instance son déjeuner, prétendant n'être pas malade. Il ne toussait pas, mais, en approchant l'oreille de sa gorge, on entendait un léger bruit que faisait encore l'air en traversant le larynx, qu'il désignait comme le siége d'une légère douleur. *Hepar sulfuris calcareum* fit entièrement disparaître dans la journée ce reste de symptômes d'une maladie presque toujours mortelle.

15.

Mme Audouit, rue Bayard, 26, allée des Veuves, éprouvait depuis un an, à l'articulation scapulo-humorale gauche, une douleur beaucoup plus forte la nuit que le jour. Depuis un mois, la douleur allait toujours augmentant d'intensité, et était, le 27 mars, jour où je fus appelé, arrivée à un tel point que le plus petit mouvement faisait jeter à la malade des cris déchirans. Il y avait fièvre et extrême sensibilité de la partie au toucher. *Aconitum* $\frac{00}{11}$ dans un verre d'eau. Vingt minutes après avoir pris la première cuillerée, Mme Audouit causait gaiement avec les personnes présentes, et pouvait, à son grand étonnement, faire exécuter au bras malade des mouvemens assez étendus. *Ghina*, puis *Sulphur*, enlevèrent, dans l'espace de quelques jours, le reste du mal, qui n'a pas reparu depuis.

16.

M. Killian, rue du Petit-Thouars, 38, me fait appeler le 3 de ce mois, vers le milieu du jour. Je le trouve dans l'état suivant : Face rouge, fortes douleurs lancinantes et pulsatives dans la tête; pouls plein, dur et accéléré; violentes douleurs lombaires, déglutition très-douloureuse, tuméfaction considérable des amygdales qui sont très-rouges, ainsi que les parties environnantes.

Aconitum, puis *Belladonna*, ont fait disparaître le tout en deux jours.

Si la médecine ancienne fait des cures aussi belles et aussi promptes, dites-le, monsieur, moins exigeant pour vous que pour moi, je ne demanderai pas que vous me mettiez à même de vérifier les faits; persuadé que la colère et la bonne foi peuvent se rencontrer chez le même homme, sinon ensemble, du moins l'une après l'autre, je m'en rapporterai à votre parole.

Si les faits que j'avance peuvent être constatés , si mes confrères et moi sommes en position d'en faire connaître, par milliers, d'aussi surprenans pour ceux qui les ignorent, dites-moi, monsieur, si le droit d'être justement indigné se trouve de votre côté ou du nôtre. Dites-moi si l'honnête homme qui connaît la différence des résultats obtenus par votre école et la nôtre ne doit pas gémir en rencontrant presque à chaque pas, les lugubres témoignages du grand nombre de victimes que l'ancienne médecine fait ou laisse succomber chaque jour, victimes qui pourraient si facilement échapper à la mort, si la plus belle comme la plus utile découverte des temps modernes n'était pas repoussée, avec un acharnement inqualifiable, par ceux-là mêmes qui, par position , pourraient si facilement, en l'adoptant, la faire adopter par tout le monde !

Vous vous plaignez aussi de ce que les homœopathes envoient des lettres de propagande à tous les médecins ! que vous importe ? Vous n'avez pas, je le suppose, la prétention d'être seul capable de juger de la valeur d'une doctrine, et vous voulez bien accorder à vos confrères, quelques contrées qu'ils habitent, au moins un peu de bon sens. Si donc nous n'enseignons qu'une doctrine erronée, quelques-uns nous traiteront comme vous le faites ; d'autres, plus polis, se contenteront de nous plaindre de notre aveuglement, et tous continueront à prodiguer à leurs malades les douceurs de l'allopathie, telles que saignées, sangsues, purgatifs, vésicatoires, synapismes, etc.

Il est bien vrai que, comme cela se voit de temps en temps, il se rencontrera toujours quelques esprits grossiers qui, peu satisfaits des résultats qu'ils obtiennent, et encore bien moins de ceux que publient les maîtres de l'art, seront tentés d'examiner cette doctrine avant de la juger, et que s'ils ont le malheur de méditer sérieusement et de bonne foi les ouvrages de Hahnemann, ils auront très-probablement la simplicité de se laisser séduire, et d'y trouver beaucoup plus de profondeur et de saine logique que dans la plupart des ouvrages de l'ancienne école. Si enfin, après avoir suffisamment étudié la matière médicale du même auteur, ils ont l'imprudence de faire quelques essais, vous pouvez m'en croire, ce sont des gens à tout jamais perdus pour l'allopathie. Éblouis par les résultats qu'ils obtiendront, certains désormais de pouvoir arracher à la mort un grand nombre de malades qu'ils avaient coutume d'aider à descendre dans la tombe; ravis de pouvoir rendre à la santé presque tous ceux qui étaient condamnés à souffrir aussi long-temps qu'ils auraient vécu, ils béniront le nom de Hahnemann, et regretteront sans cesse de n'avoir pas connu plus tôt une médecine que, dans leur naïveté, ils appelleront bienfaisante.

Celui qui a l'honneur de vous adresser ces lignes avoue bien humblement qu'il s'est mis dans ce cas, après avoir fait de l'allopathie pendant plus de vingt ans, et quoique persuadé qu'en se déclarant partisan de l'homœopathie, il perdrait une bonne partie d'une clientelle dont il avait lieu d'être satisfait. C'est fort niais, quelques amis le lui ont dit, mais il a travaillé toute sa vie à mériter ce titre, et il est trop vieux pour se corriger de ce défaut.

Rassurez-vous néanmoins, la niaiserie n'est pas à l'ordre du jour dans ce siècle éclairé, et quelqu'inévitable qu'elle soit, la révolution que vous avez l'air de redouter, ne sera pas complète de long-temps.

Publiez mille bonnes absurdités l'une après l'autre, je vous promets qu'elles auront le temps de faire le tour du globe, et d'être oubliées avant que l'homœopathie soit adoptée par tous les médecins. La vérité finit toujours par triompher, mais elle se propage bien moins vite que l'erreur ; des milliers de preuves viennent à l'appui de cette assertion. Voyez la vaccine ! elle est encore repoussée par un grand nombre, et les médecins eux-mêmes ne sont pas trop d'accord sur ses effets ! il n'en est pas moins vrai qu'elle préserve de la variole. Pour me borner à une autre citation, rappellez-vous combien la belle découverte de Guillaume Harvée eut de peine à être avouée par ses honorables confrères, et avec quelle touchante unanimité il fut par eux bafoué, honni, vilipendé ! et pourtant le sang circulait et n'a pas cessé de circuler depuis. De même l'homœopathie guérit et guérira, et, comme toute vérité, elle triomphera dans un temps peut-être plus rapproché que vous ne le pensez, malgré les efforts désespérés des hommes dont elle froisse l'intérêt ou l'amour-propre. Elle triomphera, car malgré votre position élevée, votre réputation justement méritée, et les brillantes qualités qui vous distinguent, et que je suis loin de vous contester, les faits parleront toujours plus haut que vous. Elle triomphera sans vous et malgré vous, mais il sera à jamais regrettable qu'un homme dont la parole a autant de retentissement ait persisté à combattre en faveur de l'erreur contre la vérité, et d'une manière indigne de lui, je le dis avec l'affliction la plus vraie et la mieux sentie.

Paris, le 8 Mai 1843.

GIRAUD, D. M. P.

Paris. — Imprimerie de BEAULÉ, rue François Miron, 8.